Resumão
SAÚDE - 12

Obesidade: Crianças

SOBREPESO & OBESIDADE

- O trabalho de prevenção deve começar com a educação dos pais. Prevenir e tratar a obesidade infantil é tarefa tão importante quanto estimular os adultos a abandonar o fumo.
- Ninguém pode ignorar que as crianças precisam crescer livres de problemas de peso. Todos devem fazer sua parte para garantir que elas tenham vida longa e saudável, livres das doenças relacionadas à obesidade.
- Os transtornos alimentares – anorexia nervosa, bulimia, ortorexia, drunkorexia (anorexia alcoólica) e compulsão alimentar – cada vez mais atingem os jovens e adolescentes. Ajudá-los a desenvolver uma relação saudável com a comida e com seu corpo (imagem corporal positiva) pode evitar esses transtornos.

Estatísticas

- Os casos de sobrepeso e obesidade alcançaram proporções mundiais epidêmicas, tanto entre adultos como entre crianças.
- No Brasil, a porcentagem de crianças de 2 a 5 anos de idade com sobrepeso já supera a dos Estados Unidos. Dos brasileiros nessa faixa etária, 22% têm peso entre 10 e 15% acima do ideal (sobrepeso) e 6% já são classificados como obesos, segundo o Estudo Nutri-Brasil Infância, coordenado por Mauro Fisberg, professor da Universidade Federal de São Paulo. Ao todo, 28% das crianças dessa faixa etária pesam mais do que deveriam.
- As taxas de sobrepeso e obesidade infantil no país se multiplicam ao longo das décadas. São hoje sete vezes maiores do que nos anos 70. As causas são a mudança de hábitos alimentares, com maior consumo de alimentos industrializados, e estilo de vida mais sedentário. O aumento de peso das crianças eleva o risco de uma população adulta obesa e o surgimento de doenças crônicas não transmissíveis. Os consultórios dos pediatras já recebem pacientes com problemas médicos que antigamente só atingiam adultos, como hipertensão e colesterol alto.
- O consumo excessivo de alimentos ricos em açúcares, como chocolates, balas e chicletes, também pode prejudicar os dentes das crianças. Existem, ainda, fatores genéticos e comportamentais, como maior consumo energético e menor atividade física.
- Dados da Sociedade Brasileira de Pediatria mostram que a obesidade atinge hoje mais de 5 milhões de crianças no país.

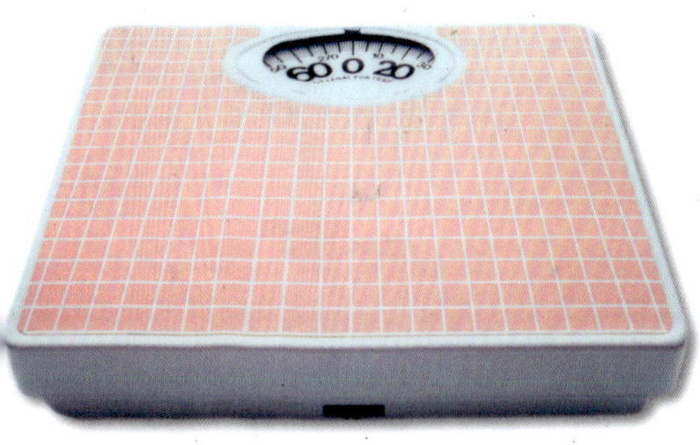

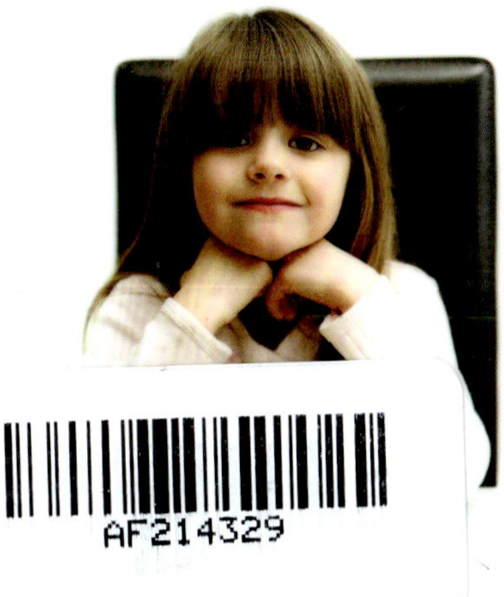

Definição de sobrepeso

- É o excesso de peso corporal comparado com os padrões estabelecidos, mais especificamente com uma porcentagem anormal de gordura.
- O excesso de peso pode vir dos músculos, ossos, gordura ou água.
- O sobrepeso e a obesidade causam diversos problemas físicos e levam ao desenvolvimento de uma série de doenças crônicas:
  - hipertensão (pressão alta);
  - problemas de gordura (colesterol alto);
  - diabetes;
  - doenças coronarianas (cardíacas);
  - acidente vascular cerebral (AVC);
  - doenças da vesícula biliar;
  - osteoartrite (degeneração das cartilagens e articulações dos ossos);
  - apneia de sono e outros problemas respiratórios;
  - alguns tipos de câncer.
- O custo anual estimado para tratar de doenças relacionadas à obesidade é muito elevado.
- Obesidade ou sobrepeso na infância é um problema complexo que tem consequências emocionais.
- Crianças obesas ou com excesso de peso sofrem física e emocionalmente durante a infância e depois.
- O aleitamento materno pode reduzir a incidência de obesidade no final da infância.

Fatores desencadeantes

- Genética.
- Alimentação.
- Inatividade física.
- Fatores socioeconômicos.

Problemas de saúde associados à obesidade infantil

- Diabetes tipo 2.
- Gordura hepática (precursora da cirrose, doença a ser tratada por toda a vida).
- Apneia de sono obstrutiva.
- Aumento da pressão sanguínea.
- Aumento dos níveis de colesterol.
- Puberdade precoce.
- Deformidades ósseas.

Causas da obesidade e do sobrepeso infantil

- As tendências e os modismos alimentares passaram por grandes mudanças desde os anos 60.
- Algumas famílias não têm tempo para preparar as refeições.
- Crianças comem menos refeições preparadas em casa e mais alimentos prontos ou processados, especialmente frituras.
- A refeição à base de frituras não é saudável, mas é a favorita de muitas crianças.
- A tendência de comer fora de casa acabou produzindo uma geração que consome pouca quantidade de frutas, vegetais e grãos integrais e que não tem a menor noção das porções adequadas de comida.
- As mudanças de hábitos alimentares também produziram aumento do consumo de calorias, causando sobrepeso ou obesidade.

Aumento do consumo de calorias

- O consumo de açúcar e gorduras cresceu significativamente, sobretudo em *snacks*, refrigerantes e alimentos industrializados.
- Aumentou muito o número de refeições feitas fora de casa.
- Come-se fora de casa não só em restaurantes, como também em praças de alimentação de *shopping centers*, cafés, lanchonetes, supermercados e carros.
- Muitas crianças consomem 75% das calorias diárias necessárias até as 15 horas.
- É grande o consumo de lanchinhos, especialmente entre crianças que começam a andar.
- As crianças trocam as atividades físicas por videogames, computador e/ou TV.

Você sabia?

- *O custo para tratar de doenças relacionadas à obesidade é elevado.*
- *O Ministério da Saúde gastou, entre 2006 e 2009, R$ 122,4 milhões para que os municípios ofereçam atividade física às comunidades.*
- *Obesidade ou sobrepeso na infância é um problema complexo que tem consequências emocionais.*
- *O aleitamento materno pode reduzir a incidência de obesidade no final da infância.*

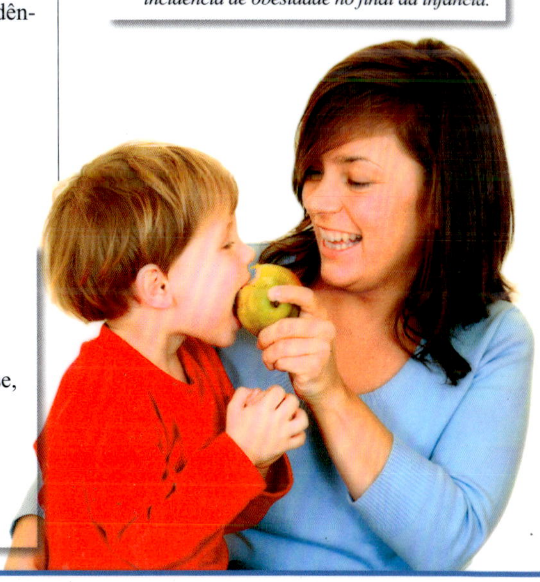

AVALIAÇÃO DE UMA CRIANÇA COM SOBREPESO

Orientações para profissionais de saúde

A determinação de sobrepeso em uma criança exige:

- Exame físico, incluindo a identificação de acantose nigricans (condição dermatológica caracterizada sobretudo por manchas escuras nas axilas), sinal que precede o diabetes tipo 2.
- Revisão do histórico médico, incluindo comorbidades (ocorrência concomitante de diferentes condições patológicas).
- Avaliação e exame do consumo de comidas e bebidas.
- Avaliação do ambiente doméstico, especialmente quanto aos hábitos alimentares de cada membro da família, porque todos devem estar dispostos e prontos para mudar os hábitos alimentares e comer de maneira saudável.

DETERMINAÇÃO DE SOBREPESO E OBESIDADE

- As medidas antropométricas mais utilizadas na avaliação de crianças são o peso e a estatura. Como essas medidas não devem ser utilizadas isoladamente, foram criados, com base em estudos populacionais, gráficos que representam padrões que podem ser aplicados à população em geral. Existem gráficos para meninos e meninas, divididos em quatro tipos:
  - Estatura para idade
  - Peso para idade
  - Peso para estatura
  - IMC para idade
- Para bebês e crianças pequenas, os gráficos mais utilizados são os de estatura para idade e peso para idade. Já para crianças maiores, o IMC pode ser uma ferramenta de grande utilidade, embora não meça diretamente a porcentagem de gordura corporal.

Cálculo o Índice de Massa Corporal

- O IMC é obtido dividindo o peso pela altura ao quadrado de uma pessoa, independentemente do sexo. A fórmula matemática é:

peso (kg) ÷ quadrado da altura (m^2)

- É importante ressaltar que a avaliação do sobrepeso depende de outros fatores além do peso e da altura, como estrutura óssea. Crianças com a mesma idade e IMC podem ter características corporais completamente diferentes, apesar de estarem na mesma posição no gráfico. Portanto, a avaliação médica é imprescindível para verificar se uma criança está com o peso e a estatura adequados.

Avaliação do consumo de nutrientes

- O registro alimentar diário, feito por um dos pais ou irmão mais velho, ajuda no estabelecimento do padrão de alimentação típico e dos hábitos alimentares:
  - recordatório de 24 horas;
  - número de refeições e lanches;
  - quantidade e tipo de alimento e bebida em cada refeição e lanche.

Meninas

Referência de IMC para meninas

Idade (anos)	Normal	Sobrepeso	Obesidade
6	14,3	mais de 16,1	mais de 17,4
7	14,9	mais de 17,1	mais de 18,9
8	15,6	mais de 18,1	mais de 20,3
9	16,3	mais de 19,1	mais de 21,7
10	17	mais de 20,1	mais de 23,2
11	17,6	mais de 21,1	mais de 24,5
12	18,3	mais de 22,1	mais de 25,9
13	18,9	mais de 23	mais de 27,7
14	19,3	mais de 23,8	mais de 27,9
15	19,6	mais de 24,2	mais de 28,8

Meninos

Referência de IMC para meninos

Idade (anos)	Normal	Sobrepeso	Obesidade
6	14,5	mais de 16,6	mais de 18,0
7	15	mais de 17,3	mais de 19,1
8	15,6	mais de 16,7	mais de 20,3
9	16,1	mais de 18,8	mais de 21,4
10	16,7	mais de 19,6	mais de 22,5
11	17,2	mais de 20,3	mais de 23,7
12	17,8	mais de 21,1	mais de 24,8
13	18,5	mais de 21,9	mais de 25,9
14	19,2	mais de 22,7	mais de 26,9
15	19,9	mais de 23,6	mais de 27,7

Pesquisa do "ambiente alimentar" da criança

- Onde a criança faz as refeições?
- Quem faz as refeições com ela (pais, avós, outros membros da família, etc.)?
- No caso de família formada por pessoas de idades variadas, que se alimentam em horários diferentes, a criança almoça ou janta duas vezes?
- Se a criança frequenta creche ou pré-escola, ali se permite a troca de lanches entre as crianças?
- A família providencia/tem condições de oferecer alimento saudável para a criança?

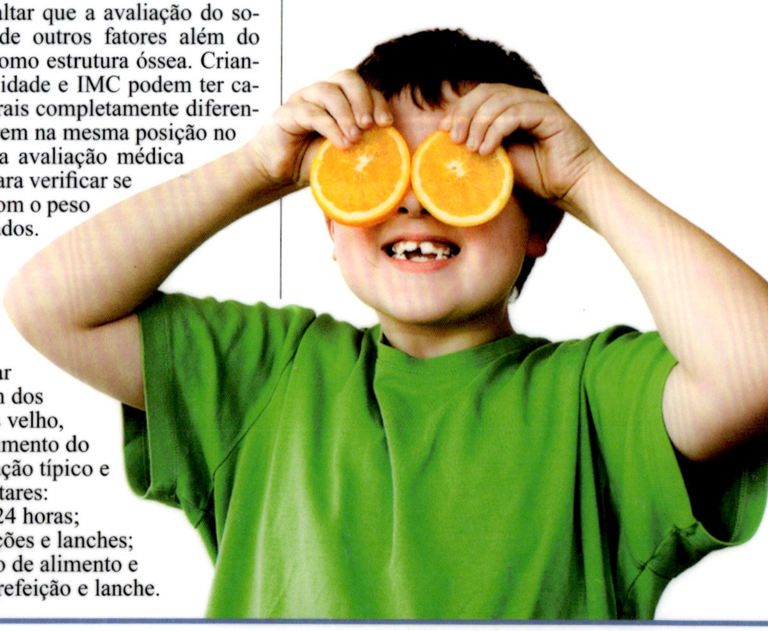

METAS PARA O CONTROLE DE PESO

Objetivos médicos

- Melhorar ou resolver as complicações secundárias da obesidade.
  - Atingir e manter pressão sanguínea normal.
  - Alcançar e manter os níveis normais de colesterol e triglicerídios.
  - Manter a boa saúde oferece reforço positivo para a criança e seus pais.
- **Plano do tratamento** – O programa deve estabelecer, de forma gradual, mudanças permanentes.
  - Não se devem adotar dietas da moda ou de curta duração cujo objetivo seja perder peso muito rapidamente.
  - É preciso que toda a família se comprometa, no curto e no longo prazos.
  - A família tem de controlar a alimentação e as atividades diárias.
- **Educação nutricional** – Toda a família da criança com sobrepeso ou obesa deve reaprender e se condicionar para:
  - analisar a composição calórica e nutricional dos alimentos;
  - controlar o tamanho das porções;
  - planejar as refeições;
  - programar as compras e acompanhar seu preparo;
  - preparar um guia dos alimentos no caso de comer fora de casa;
  - examinar o consumo de bebidas em geral;
  - verificar os horários dos lanches;
  - observar a mudança de comportamento alimentar;
  - aumentar a atividade física (no caso de inatividade).

NECESSIDADES ALIMENTARES DAS CRIANÇAS

- As crianças têm necessidades nutricionais diferentes dos adultos.
- A tabela abaixo indica as necessidades de calorias e proteínas diárias de acordo com a idade e sexo, quando relevante.
- A variação da quantidade de calorias baseia-se no nível de atividade física: a quantidade menor é indicada para crianças com vida sedentária; a maior, para as que realizam pelo menos uma hora de atividade física moderada por dia.

Idade	Calorias	Proteínas
7 a 12 meses	50 a 60 (em cada 500 g de peso)	9 g
2 a 3 anos	1.000 a 1.400	11 g
Meninas de 4 a 8 anos	1.200 a 1.800	15 g
Meninos de 4 a 8 anos	1.400 a 2.000	15 g
Meninas de 9 a 13 anos	1.600 a 2.200	27 g
Meninos de 9 a 13 anos	1.800 a 2.600	28 g
Meninas de 14 a 18 anos	2.000 a 2.400	44 g
Meninos de 14 a 18 anos	2.400 a 3.200	38 g

Informação nutricional
nos rótulos dos alimentos

PARA ENTENDER OS RÓTULOS

Informação nutricional

- Todos os alimentos industrializados têm de exibir no rótulo uma tabela chamada **Informação Nutricional**, que indica os macro e alguns micronutrientes que compõem o produto. Leia sempre essa tabela antes de comprar qualquer alimento, para saber quais seus benefícios ou malefícios (excesso de sal, presença de gordura trans, etc.).
- Para funcionar adequadamente, o corpo precisa receber a combinação correta de nutrientes.
- Alguns nutrientes são medidos em gramas (g); outros, em miligramas (mg) – 1.000 mg equivalem a 1 g.
- Há informações nutricionais indicadas em porcentagem.
- O percentual de valores diários (% V.D.) indica quanto o produto apresenta de energia e nutrientes em relação a uma dieta de 2.000 calorias. Não há valor diário de referência para as gorduras trans.

Porção

- É a quantidade de alimento indicada no rótulo, por exemplo: 1 colher de sopa de cereais, 2 unidades de biscoito, 1 fatia de pão, etc.
  - O conhecimento do tamanho certo da porção é a chave do planejamento de uma dieta saudável.
  - A tabela de Informação Nutricional mostra a quantidade de cada nutriente contido em uma porção do alimento.
  - A indicação das porções ajuda as pessoas a saber quanto estão comendo.

Calorias

- São a quantidade de energia fornecida por um alimento, expressa em quilocalorias (kcal).
  - Deve-se ficar atento à quantidade de calorias indicada no rótulo, pois ingerir mais calorias do que o corpo utiliza resulta em ganho de peso.
  - As calorias do alimento podem vir das gorduras, das proteínas ou dos carboidratos.

Gorduras

- A quantidade de gorduras é outro dado importante da tabela de Informação Nutricional.
  - É fundamental limitar a ingestão de gorduras.

> **Cuidado**
> *Preste atenção à quantidade de calorias indicada no rótulo, pois, se a criança ingerir mais calorias do que seu corpo utiliza, ela ganhará peso.*

  - Se a gordura for 1/3 ou 30% (e até menos) do total de calorias, o alimento é considerado saudável ou razoável em termos de gorduras. Veja o exemplo da tabela de Informação Nutricional desta página:
    – Calorias por porção = 60 kcal
    – Gorduras totais = 1,5 g
    – Como 1 g de gordura equivale a 9 calorias, as gorduras totais somam 13,5 calorias.
    – Essas 13,5 calorias perfazem 22,5% das calorias por porção, índice considerado saudável.

Gorduras totais

- Representam o total de gorduras em gramas contido na porção indicada do alimento.
  - A gordura é um nutriente importante que o corpo utiliza para seu crescimento e desenvolvimento.
  - É preciso limitar a ingestão de gordura. Em excesso, ela provoca sobrepeso, obesidade e uma série de doenças e males secundários.
  - Há vários tipos de gordura: saturada, poli-insaturada, monoinsaturada e trans.
  - Gorduras totais, portanto, indicam a soma das diferentes gorduras encontradas no alimento.

Gordura saturada e gordura trans

- As quantidades de gordura saturada e gordura trans devem constar das tabelas de Informação Nutricional, porque as duas são danosas para o coração.
  - Se na tabela constar 0 g de gordura trans, é sinal de que o alimento é indicado para uma alimentação saudável.
  - O ideal é consumir menos de 2 g de gordura trans por dia.
  - Cuidado, não se deixe enganar. Biscoito, por exemplo, come-se muito mais do que 1 unidade. Se a tabela indicar que uma porção de 2 biscoitos tem 1 g de gordura trans e você comer mais do que 5 unidades, estará ultrapassando a quantidade de gordura trans do dia inteiro.
  - A gordura saturada não deve ultrapassar 7% do total de calorias diárias; lembre-se de que ela está presente em diversos produtos de origem animal.

Valores diários de referência

- São baseados em uma dieta de 2.000 calorias diárias de um adulto. O total diário de uma pessoa pode ser maior ou menor, dependendo de suas necessidades. Isso tem a ver com idade, sexo, nível de atividade física e condição de saúde.
  - As necessidades são similares para as crianças, só que elas precisam de quantidades diferentes – maiores ou menores – de determinados nutrientes, dependendo de sua idade e tamanho.
  - Alguns valores diários, como os de carboidratos, proteínas e gorduras, são baseados na quantidade de calorias ou energia que uma pessoa necessita.
  - Outros valores diários, como os de sódio, potássio, vitaminas e outros minerais, independem da quantidade de energia que uma pessoa necessita e, portanto, permanecem sempre os mesmos.

Carboidratos

- Fornecem ao corpo sua fonte primária de energia.
  - O valor na tabela informa quantos gramas de carboidrato existem em uma porção.

INFORMAÇÃO NUTRICIONAL		
Porção de 20 g (2 unidades)		
Quantidade por porção		**% V.D. (*)**
Valor calórico	60 kcal	3%
Carboidratos	10 g	3%
Proteínas	3 g	6%
Gorduras totais	1,5 g	2%
Gordura saturada	0 g	0%
Gordura trans	0 g	0%
Colesterol	0 mg	0%
Fibra alimentar	1 g	3%
Ferro	0,5 mg	3,5%
Cálcio	q.n.s. (**)	q.n.s. (**)
Sódio	70 mg	3,5%

(*) Valores diários de referência com base em uma dieta de 2.000 calorias por dia.
(**) Quantidade não significativa.

Fibra alimentar

- As fibras alimentares são carboidratos não digeríveis, isto é, o organismo não consegue utilizá-los como fonte de energia. Porém são parte indispensável da dieta, pois, além de prevenir doenças, ajudam a regularizar o funcionamento do intestino.

Proteínas

- O corpo precisa de proteína para construir e reparar partes essenciais do organismo, como músculos, sangue e órgãos.
  - A tabela indica quanta proteína existe em uma única porção do alimento.
  - As proteínas são, normalmente, medidas em gramas.

Colesterol e sódio

- Os números da tabela indicam, normalmente em miligramas, as quantidades de colesterol e de sódio (sal) presentes em uma porção do alimento.
  - Essas informações são importantes sobretudo para as pessoas que precisam limitar o colesterol e/ou o sal em sua dieta, como quem sofre de doenças cardíacas, é hipertenso e/ou corre risco de um AVC.
  - Uma dieta saudável para o coração não deve ultrapassar 250-300 mg de colesterol e 2.000-3.500 mg de sódio.

Vitaminas A e C

- Todas as pessoas precisam dessas vitaminas diariamente.
  - Algumas tabelas informam a quantidade de vitaminas A e C em uma porção do alimento.
  - Se a tabela indicar, por exemplo, 20% de vitamina A, isso significa que uma porção do alimento fornece ao adulto 1/5 da vitamina A necessária em um dia.

Ferro e cálcio

- São minerais importantes para as necessidades diárias.
  - Na tabela desta página, por exemplo, uma porção do alimento contém 0,5 mg de ferro, que corresponde a 3,5% da dose diária recomendada.

Grupos de alimentos e porções saudáveis

GRUPO DOS LATICÍNIOS

Leite	1 xícara (de chá; medida-padrão = 240 ml)
Iogurte	1 xícara
Queijos	
• amarelos em geral, parmesão ralado	45 g
• processados	1/3 de xícara
• *cottage*	2 xícaras
• Minas frescal	1 1/2 xícara
• ricota	1/2 xícara

GRUPO DAS CARNES

Carnes vermelhas (cortes magros de boi, porco e carneiro; presunto magro)	100 g, já preparado
Peixes e frutos do mar	100 g, já preparado
Aves (como frango ou peru, sem pele)	100 g, já preparado

GRUPO DOS GRÃOS

Pão (de preferência, integral)	1 fatia
Cereal frio	3/4 de xícara
Aveia crua ou cereal cozido	1/2 xícara
Arroz	1/3 de xícara, cozido
Macarrão	1/2 xícara, cozido
Panqueca	1 unidade (12 cm de diâmetro)
Biscoito salgado (tipo *cracker*)	5 unidades

OUTRAS FONTES DE PROTEÍNA

Ovos	1 unidade grande
Feijão	1/4 de xícara, cozido
Tofu	1/4 de xícara
Frutas secas	
• Nozes	7 metades
• Pecãs	15 g
• Amêndoas	12 unidades
• Pistaches	24 unidades

O tamanho da porção está em sua mão

- Mão em concha = 1/2 xícara
- Ponta do polegar = 1 colher de sopa
- Ponta do dedo mínimo = 1 colher de chá
- Punho = 1 colher de servir
- Palma da mão = 85 g

GRUPO DAS FRUTAS

Quase todos os tipos de **fruta fresca**	1 unidade pequena ou 1/2 fruta
Frutas grandes, frescas	1 xícara, picada
Uva	32 unidades

GRUPO DAS GORDURAS

Óleo	
• de canola	1 colher de sopa
• de milho	1 colher de sopa
• de girassol	1 colher de sopa
• de soja	1 colher de sopa
Margarina cremosa	1 colher de sopa
Maionese industrializada	1 colher de sopa
Molhos cremosos	1 colher de sopa
Molho tipo vinagrete	1 colher de sopa

GRUPO DOS VEGETAIS

Vegetais verde-escuros, como brócolis e espinafre	1/2 xícara, cozido; 1 xícara, cru
Vegetais de cor laranja, como cenoura	1/2 xícara, cozido; 1 xícara, cru; ou 12 cenouras do tipo baby
Outros vegetais, como repolho, couve-flor, vagem e tomate	1 xícara
Abóbora	1/2 xícara
Batata-doce	1 média, assada; 1 xícara, cozida
Vegetais feculentos	
• Milho	1/2 xícara
• Ervilhas frescas	1 xícara
• Batata-inglesa	1/2 xícara, amassada; 1 unidade, assada

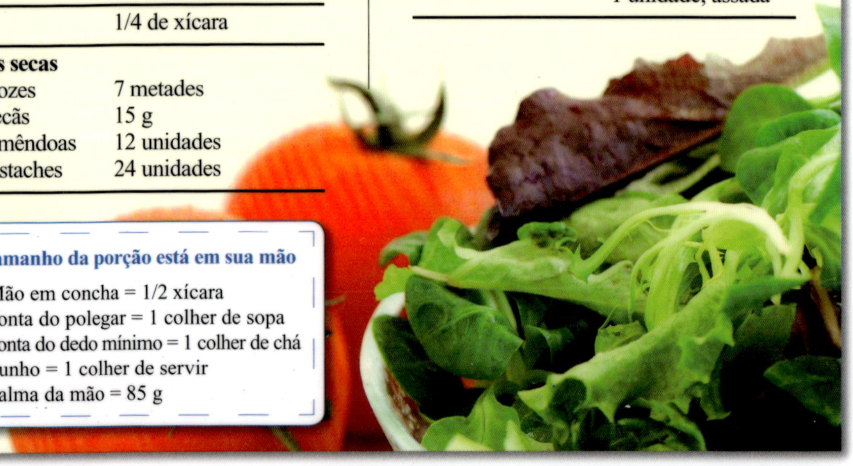

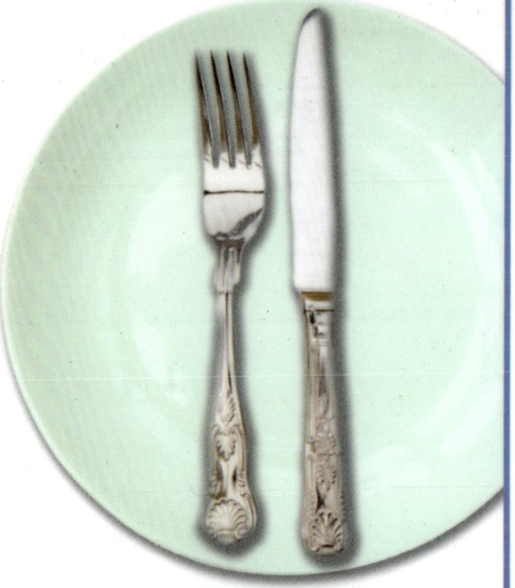

DICAS PARA COMER FORA DE CASA

Estabeleça "regras" que ajudem você e a criança a reduzir as calorias e as gorduras.

Limite:

- refrigerantes, sucos e chás adoçados;
- frituras: batata, mandioca ou polenta fritas; salgadinhos como pastel, croquete ou coxinha – com raras exceções, o que é crocante é fritura;
- coberturas de pizza muito gordurosas, como mozarela com calabresa, requeijão, etc.;
- molhos cremosos em saladas;
- pratos com molhos à base de queijo ou creme de leite;
- pães, bolachas e biscoitos;
- doces e sobremesas.

Substitua:

- refrigerantes por bebidas sem açúcar, água ou leite desnatado;
- batata frita por batata assada ou vegetais grelhados ou assados;
- *cheeseburguer* por hambúrguer simples;
- pizza com cobertura muito "gorda" por pizza de vegetais ou de queijo magro (branco);
- nas saladas, molhos cremosos por algumas gotas de azeite e vinagre ou limão, assim como maionese por molho preparado em casa com iogurte e algumas gotas de azeite;
- carnes, aves e peixes fritos por grelhados;
- carnes "gordas" por peixe grelhado e temperado com limão e pouco sal.

Truques:

- Nos restaurantes, para aguentar a espera, beba água, só aceite o *couvert* se for composto por vegetais crus e recuse a cestinha de pão.
- Macarrão é permitido, mas com molho de tomate, nunca com molho cremoso.
- As saladas não devem ter azeitonas, *bacon*, pão, queijo amarelo, condimentos muito salgados ou doces.
- Se a porção for grande demais, peça para embrulhar metade assim que for servido.
- Sobremesa, só se for dividida.
- Em restaurantes com bufê ou por quilo, faça primeiro um bom prato de salada; depois, volte para se servir de carne (peixe ou frango) e legumes.

O QUE AS CRIANÇAS PRECISAM COMER

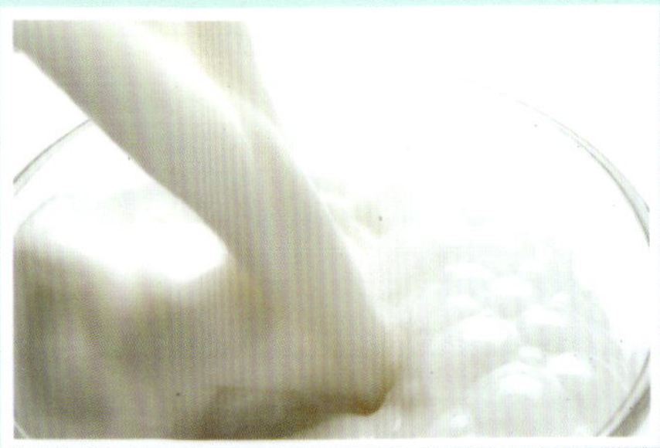

Meninas e meninos de 2 a 3 anos

Grupo de alimentos	Porções diárias
Laticínios Leite, iogurte	2 xícaras de chá
Proteínas Carne, peixe, aves, queijo, feijão	60 g
Vegetais Verde-escuros e alaranjados	1 xícara de chá
Frutas Todos os tipos	1 xícara de chá
Grãos Metade do consumo deve ser de grãos integrais: pão, arroz, macarrão, cereais com fibras	3 porções
Gorduras Manteiga, margarina, óleo	3 colheres de chá

Meninas e meninos de 4 a 8 anos

Grupo de alimentos	Porções diárias
Laticínios Leite, iogurte, queijo	2 a 3 xícaras de chá
Proteínas Carne, peixe, aves, queijo, feijão	85 a 145 g
Vegetais Verde-escuros e alaranjados	1,5 a 2,5 xícaras de chá
Frutas Todos os tipos	1 a 1,5 xícara de chá
Grãos Metade do consumo deve ser de grãos integrais: pão, arroz, macarrão, cereais com fibras	4 a 6 porções
Gorduras Manteiga, margarina, óleo	4 a 5 colheres de chá

Meninas de 9 a 13 anos

Grupo de alimentos	Porções diárias
Laticínios Leite, iogurte, queijo	3 xícaras de chá
Proteínas Carne, peixe, aves, queijo, feijão	145 a 175 g
Vegetais Verde-escuros e alaranjados	2,5 a 3 xícaras de chá
Frutas Todos os tipos	1,5 a 2 xícaras de chá
Grãos Metade do consumo deve ser de grãos integrais: pão, arroz, macarrão, cereais com fibras	5 a 7 porções
Gorduras Manteiga, margarina, óleo	5 a 6 colheres de chá

Meninas de 14 a 18 anos

Grupo de alimentos	Porções diárias
Laticínios Leite, iogurte, queijo	3 xícaras de chá
Proteínas Carne, peixe, aves, queijo, feijão	145 a 190 g
Vegetais Verde-escuros e alaranjados	2,5 a 3 xícaras de chá
Frutas Todos os tipos	1,5 a 2 xícaras de chá
Grãos Metade do consumo deve ser de grãos integrais: pão, arroz, macarrão, cereais com fibras	5 a 8 porções
Gorduras Manteiga, margarina, óleo	5 a 7 colheres de chá

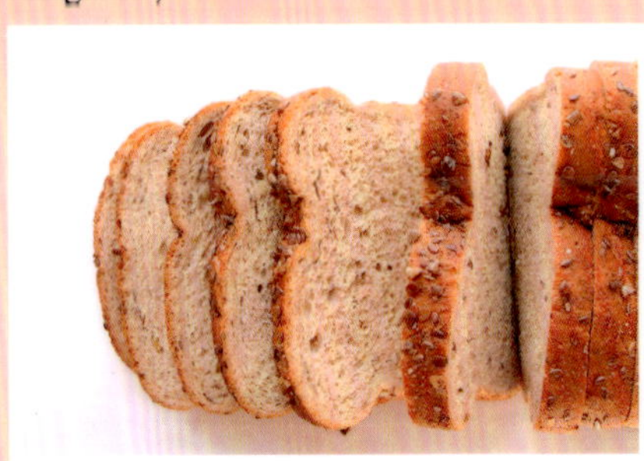

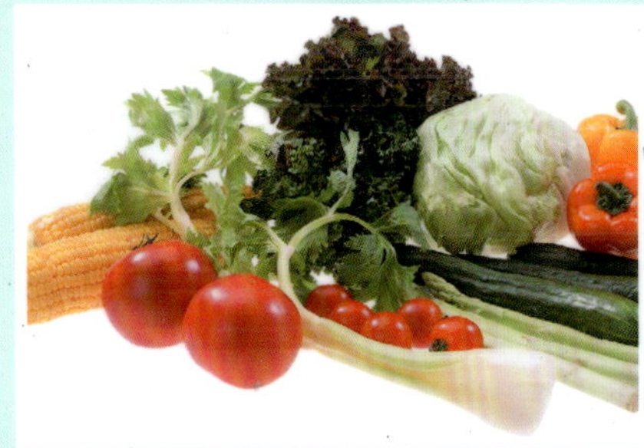

Meninos de 9 a 13 anos

Grupo de alimentos	Porções diárias
Laticínios Leite, iogurte, queijo	3 xícaras de chá
Proteínas Carne, peixe, aves, queijo, feijão	145 a 190 g
Vegetais Verde-escuros e alaranjados	2,5 a 3,5 xícaras de chá
Frutas Todos os tipos	1,5 a 2 xícaras de chá
Grãos Metade do consumo deve ser de grãos integrais: pão, arroz, macarrão, cereais com fibras	5 a 8 porções
Gorduras Manteiga, margarina, óleo	5 a 7 colheres de chá

Meninos de 14 a 18 anos

Grupo de alimentos	Porções diárias
Laticínios Leite, iogurte, queijo	3 xícaras de chá
Proteínas Carne, peixe, aves, queijo, feijão	170 a 200 g
Vegetais Verde-escuros e alaranjados	3 a 4 xícaras de chá
Frutas Todos os tipos	2 a 2,5 xícaras de chá
Grãos Metade do consumo deve ser de grãos integrais: pão, arroz, macarrão, cereais com fibras	7 a 10 porções
Gorduras Manteiga, margarina, óleo	6 a 11 colheres de chá

***Nota:** as quantidades são indicadas para uma criança que faz diariamente de 30 a 60 minutos de atividade física moderada.*

CONSELHOS PARA OS PAIS

O QUE DEVE (OU NÃO) SER FEITO

Dicas simples e rápidas

- Ofereça alimentos saudáveis.
- Estimule a alimentação no café da manhã.
- Combine o cardápio de lanches com a professora ou monitora da escolinha.
- Sempre que possível, reúna a família para as refeições.
- Mostre à criança como ela pode ajudar na cozinha, em tarefas que não oferecem perigo.
- Procure estimular a família inteira a consumir porções apropriadas, nem muito, nem pouco.
- Limite as guloseimas.
- Não faça uso de alimentos como recompensa, principalmente no processo de aprendizagem de retirada das fraldas.
- Não tenha pressa em dar a comida aos pequenos, pousando o garfo entre cada bocado.
- Leia sempre os rótulos dos alimentos.
- Faça com que a criança saiba o que é alimentação saudável.
- Procure estimular a variedade de fontes de alimentos, principalmente entre os bebês e as crianças menores. Insista para que provem cada item do prato.

Maneiras criativas de **combater a fome**

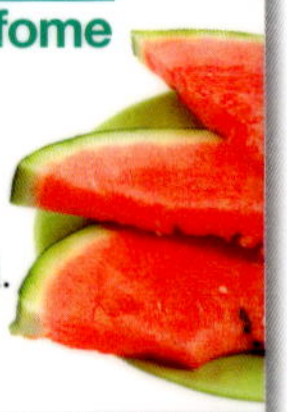

- Para começar, ofereça água, pois a criança pode estar com sede e não com fome.
- Lanchinho de fruta ou vegetal.
- Bebidas saudáveis, como água, leite, suco de fruta.

Sugestões saudáveis e seguras

- Que mudanças devem ser feitas na dieta das crianças em crescimento?
  - Reduzir a gordura, tanto a visível (maionese, manteiga, molhos com gordura) como a invisível (presente em assados, doces e confeitaria).
  - Reduzir o açúcar, principalmente de sucos e petiscos.
  - Estimular o consumo de alimentos integrais, como arroz, macarrão, pão e cereais.
  - Reduzir o *fast-food* a apenas uma vez por semana.
  - Estabelecer regras de alimentação para toda a família.
  - Incentivar o hábito de beber água, substituindo o consumo de sucos industrializados e refrigerantes.
  - Oferecer lanchinhos saudáveis entre as refeições principais.
  - Estimular o consumo de frutas e vegetais. As crianças têm de comer cinco porções de frutas e vegetais todos os dias.
  - Oferecer bebidas nutritivas, como leite.
  - Se o IMC indicar obesidade, a criança pode consumir leite e queijo desnatados, carnes magras, peixes e aves sem pele.

Porções controladas – Os pais precisam aprender o tamanho certo das porções de cada alimento para ensinar a seus filhos. Para facilitar, podem lançar mão de truques visuais, como medir em xícaras ou comparar com o tamanho da mão.

Você **sabia?**

Um nutricionista pode ajudar bastante na elaboração de dieta e cardápios para as crianças com problemas de peso.

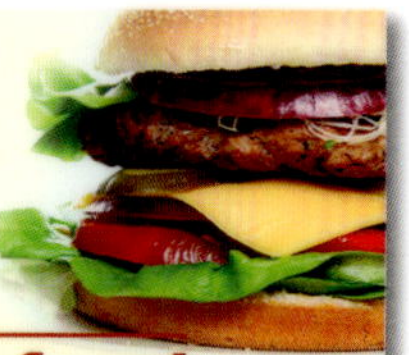

Os perigos **do fast-food**

	Calorias	Gorduras
McDonald's		
• Big Mac	504	27
• McChicken	454	25
• McFritas (porção grande)	412	21
Pizza Hut		
• Pizza Pan Supreme (1 fatia)	280	20
• Pizza Mozarela (1 fatia)	250	15
Subway		
• Peru, presunto ou rosbife	280	4
• Vegetariano	220	3
Burger King		
• Sanduíche de peixe	720	45
• Whopper	640	40
Refrigerantes		
• Coca-Cola (copo de 200 ml)	85	—
• Guaraná (copo de 200 ml)	80	—

Nota: *alguns valores são aproximados.*

Bons hábitos alimentares

- Alimentar-se em locais apropriados, como cozinha, copa ou sala de jantar, nunca no carro nem no sofá, diante da TV.
- Não deixar a criança comer no quarto.
- Se possível, fazer as refeições em casa, com toda a família.
- Tornar a refeição um momento prazeroso e alegre e nunca usar o alimento como recompensa.
- Procurar encerrar as refeições no máximo às 19h30.
- Estabelecer um planejamento de horários das refeições e lanches, criando uma rotina diária.
- Evitar que a criança passe o dia beliscando e depois rejeite alimento nas refeições.
- Criar regras para os lanchinhos.
  - A criança deve pedir permissão para fazer um lanchinho.

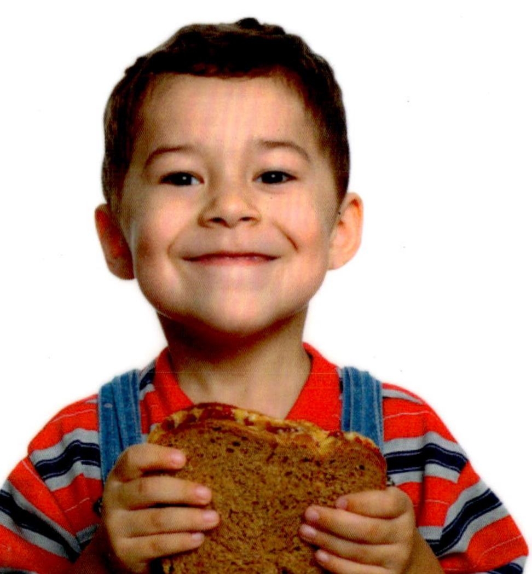

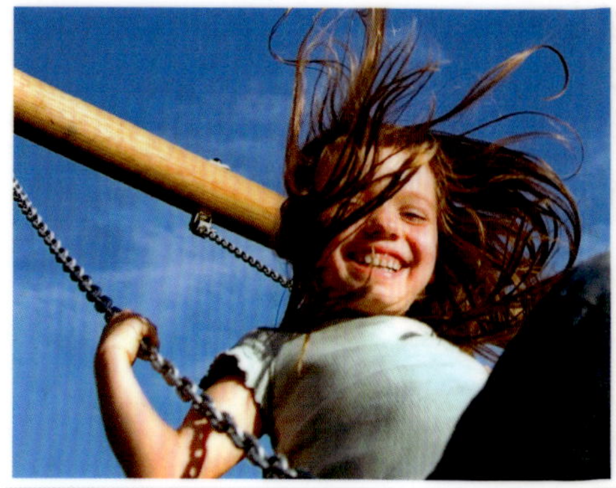

Atividade física

- O aumento da atividade física é fundamental para a perda e manutenção do peso.
- Deve-se começar com níveis moderados de atividade: de 30 a 45 minutos, três a cinco vezes por semana.
- Atividades que incluam toda a família, como caminhadas, podem ser divertidas e eficazes.
- A maneira mais fácil de estimular a atividade física de uma criança é deixá-la brincando como quiser.

Cálculo aproximado do **gasto calórico por hora**

Atividade física	Gasto calórico
Ficar sentada	80
Jogar pingue-pongue	225
Jogar vôlei	215
Jogar basquetebol (não competitivamente)	338
Jogar futebol (não competitivamente)	394
Dançar	395
Pular corda	440
Andar de bicicleta (mínimo de 24 km por hora)	720
Nadar *crawl*	790
Andar de *skate*	282

Nota: *pessoas que pesam mais podem queimar mais calorias por hora.*

BF&A
Barros, Fischer & Associados
Resumão

Obesidade: Crianças

1ª edição 1ª tiragem – Agosto 2010

Autora: Lucille Beseler, MS, RD, LD, CDE;
Consultoria: Maria Cristina Morales, nutricionista; **Tradução:** Maria Ignez T. França; **Edição:** Andréa Barros; **Arte:** Cláudio Scalzite e Flávio Barros Pinto; **Preparação e revisão:** Marcia Menin.

Resumão – Obesidade: Adultos (série de Saúde n.º 12) é uma publicação da Barros, Fischer & Associados Ltda., sob licença editorial de Spring Publishing Group, Inc. A série de **Saúde**, devido ao seu formato condensado, contém os conceitos básicos das matérias de que trata, sendo excelente ferramenta para estudantes e profissionais da área.

Endereço: Rua Ulpiano, 86
Lapa, São Paulo, CEP 05050-020
Telefone/fax: 0 (xx) 11 3675-0508
Site: **www.resumao.com.br** E-mail: **contato@resumao.com.br**
Impressão: Eskenazi Indústria Gráfica Ltda.
Distribuição e vendas: Bafisa, tel.: 0 (xx) 11 3675-0508

ISBN 978-857711152-7
9 788577 111527